I0077392

8°T²⁹c
61

RÉPUBLIQUE FRANÇAISE

PRÉFECTURE DU DÉPARTEMENT DU DOUBS

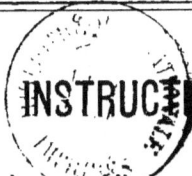

INSTRUCTIONS D'HYGIÈNE

qui doivent être remises aux bénéficiaires
de la loi instituant l'assistance aux

FEMMES EN COUCHES

PAR LES DAMES VISITEUSES

DÉSIGNÉES

Par application de l'art. 12 du décret du 17 décembre 1913

BESANÇON

IMPRIMERIE ET LITHOGRAPHIE MILLOT FRÈRES
20, Rue Gambetta, 20

1914

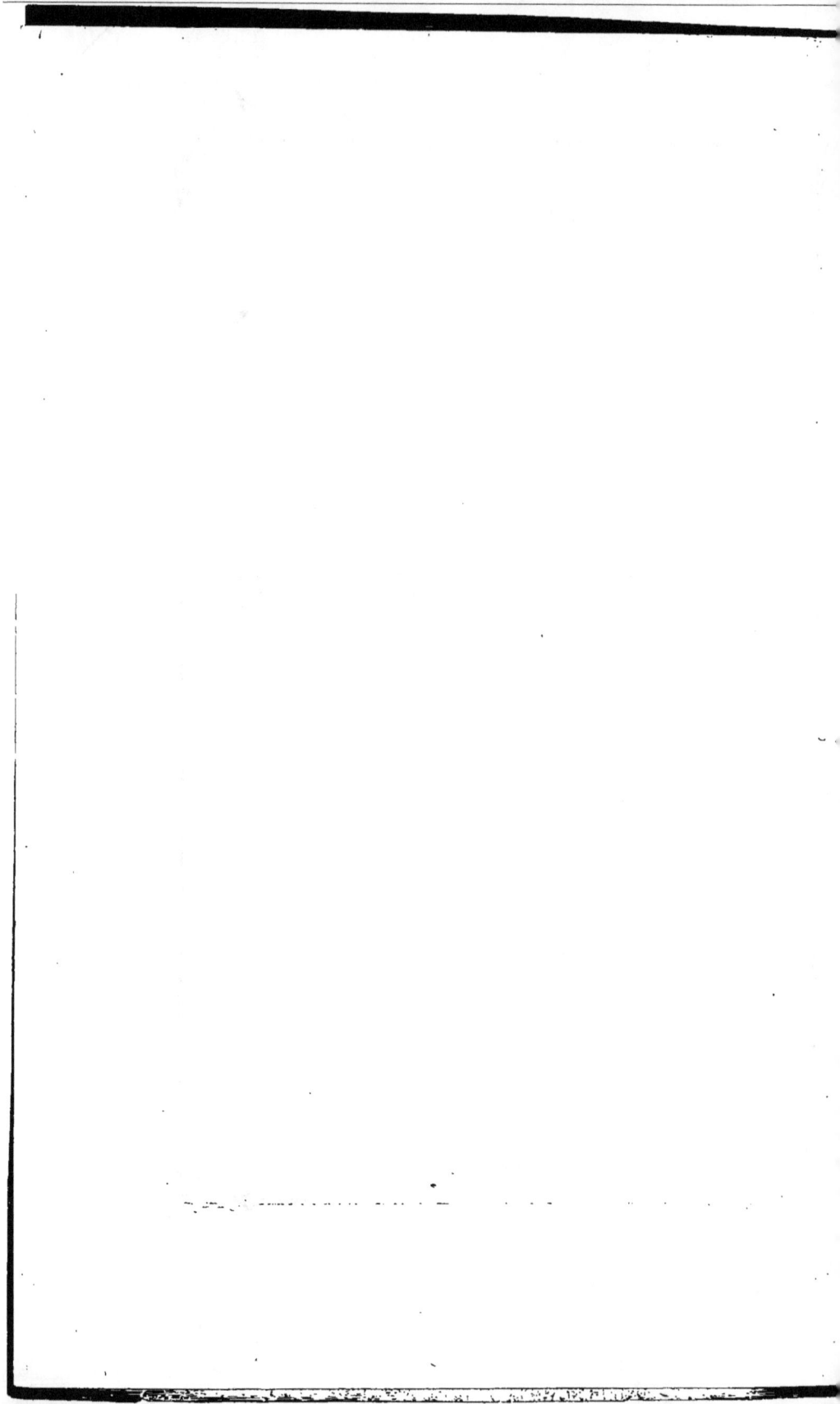

RÉPUBLIQUE FRANÇAISE

PRÉFECTURE DU DÉPARTEMENT DU DOUBS

INSTRUCTIONS D'HYGIÈNE

qui doivent être remises aux bénéficiaires
de la loi instituant l'assistance aux

FEMMES EN COUCHES

PAR LES DAMES VISITEUSES

DÉSIGNÉES

Par application de l'art. 12 du décret du 17 décembre 1913

BESANÇON

IMPRIMERIE ET LITHOGRAPHIE MILLOT FRÈRES
20, Rue Gambetta, 20

1914

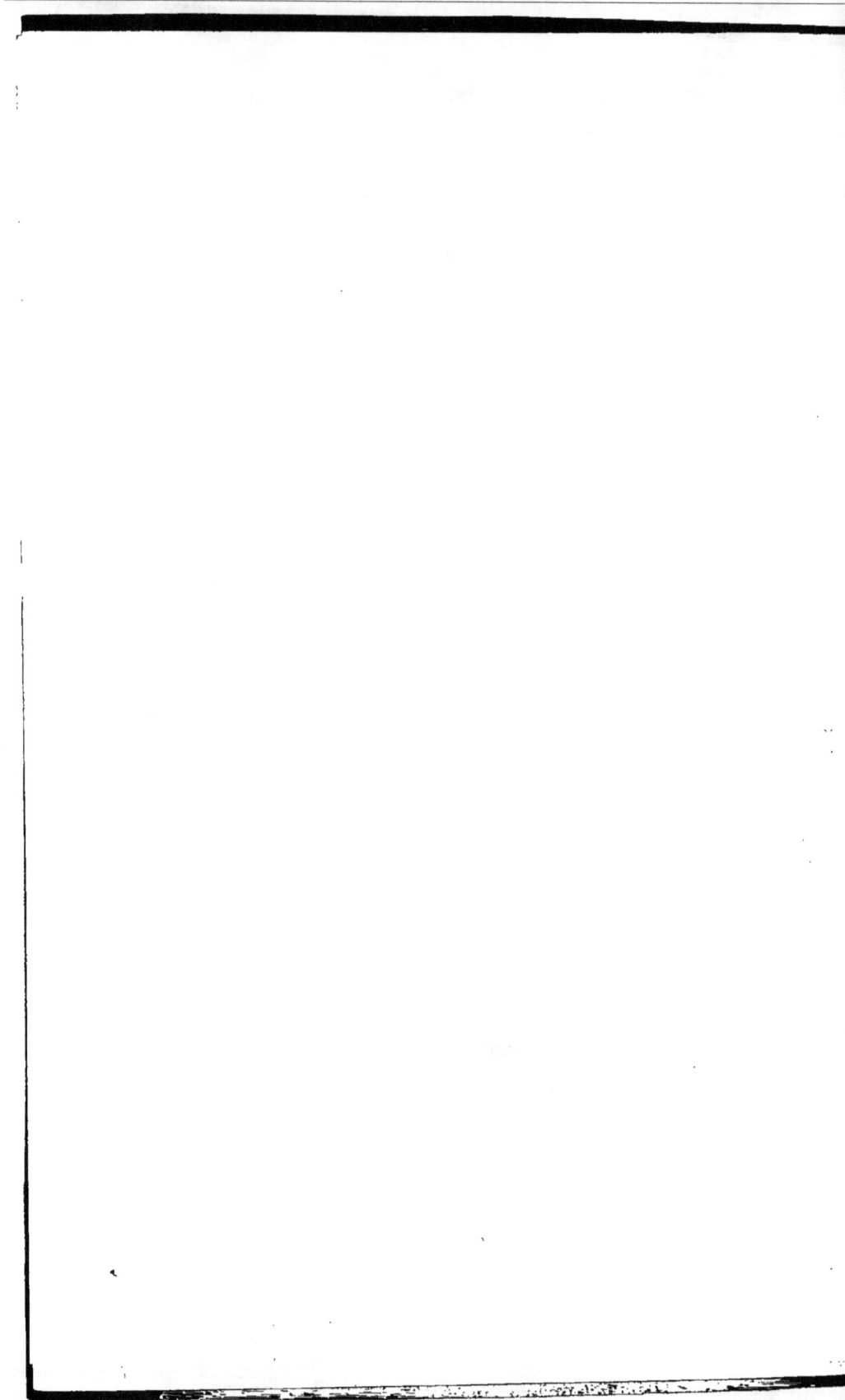

ASSISTANCE AUX FEMMES EN COUCHES

HYGIÈNE DE LA MÈRE ET DE L'ENFANT

PREMIÈRE PARTIE

CONDITIONS AUXQUELLES L'ASSISTANCE EST MAINTENUE

1

L'allocation journalière, dont le taux varie selon les communes, est donnée :

1º *Avant les couches*, pendant une période de quatre semaines au plus à partir du jour fixé par l'autorité compétente sur le vu du certificat médical qui a dû être produit par la postulante ;

2º *Après les couches*, pendant les quatre premières semaines.

2

Après les couches, l'allocation est majorée uniformément de 50 centimes par jour si la mère allaite elle-même son enfant. Cette « prime d'allaitement » est payée en une seule fois à terme échu.

3

En cas *d'hospitalisation* :

1º L'allocation journalière est réduite de moitié pendant toute la durée de l'hospitalisation — à moins cependant que l'intéressée ait un autre enfant vivant au-dessous de treize ans, auquel cas elle doit continuer à toucher l'allocation complète.

2° La prime d'allaitement n'est pas réduite.

4

L'allocation est donnée : soit en argent, soit, pour tout ou pour partie, en nature, selon la décision qu'a prise sur ce point le bureau d'assistance où, à son défaut, le maire.

5

L'assistance n'est maintenue qu'à une double condition :

1° Que l'intéressée non seulement suspende l'exercice de sa profession habituelle, mais encore observe tout le repos effectif compatible avec les exigences de sa vie domestique ;

2° Qu'elle prenne, pour son enfant et pour elle-même, les soins d'hygiène nécessaires — conformément aux instructions que lui donnera à cet effet la personne désignée par le bureau d'assistance, et qui sont ici résumées.

Si ces conditions n'étaient pas remplies, *l'assistance serait immédiatement retirée.*

6

Ces conditions sont imposées *dans l'intérêt de la mère et de l'enfant :* si, avant et après l'accouchement, la mère ne prenait certaines précautions, que l'assistance a précisément pour but de lui permettre d'observer :

1° La santé de l'enfant resterait pendant un long temps ébranlée; elle risquerait même d'être compromise irrémédiablement ;

2° La mère risquerait de contracter de longues et pénibles infirmités.

7

L'assistée doit recevoir avec déférence les personnes désignées, en vertu de la loi, pour veiller à l'hygiène de son foyer.

Ces visiteuses ont un mandat limité; elles n'ont pas le droit de s'occuper, au cours de leurs visites, de questions politiques ou religieuses; elles n'ont pas le droit d'exercer, de façon quelconque, la moindre pression morale sur l'assistée ou son entourage, notamment en vue de les amener à faire ou à ne pas faire baptiser l'enfant qui va naître ou qui vient de naître. Loin d'avoir qualité pour se substituer au médecin, elles doivent veiller à ce qu'il soit appelé à la première alerte et à ce que ses prescriptions soient fidèlement suivies.

DEUXIÈME PARTIE

AVANT L'ACCOUCHEMENT

8

Surveillance médicale

Pendant la dernière période de la grossesse, la mère doit, dans toute la mesure du possible, être surveillée par un médecin ou par une sage-femme, celle-ci étant tenue d'ailleurs de faire appel au médecin en cas de complication; si elle est inscrite sur les listes de l'assistance médicale gratuite, elle s'adressera au médecin (ou à la sage-femme) de ce service; si elle n'est pas encore inscrite, et si cependant elle remplit les conditions requises, elle demandera au maire son *inscription d'office* afin de s'assurer les soins médicaux et pharmaceutiques gratuits; si elle n'est point « nécessiteuse » et qu'ainsi, tout en ayant obtenu le bénéfice de la loi sur l'assistance aux femmes en couches, elle ne puisse réclamer utilement l'assistance médicale gratuite, elle ne devra pas hésiter à s'assurer, à titre payant, les soins d'un médecin (ou d'une sage-femme).

L'examen médical avant le terme de la grossesse est indispensable pour pouvoir prévenir à temps nombre de difficultés ou d'accidents d'accouchement qui menacent souvent la femme à son insu, alors qu'elle se croit en conditions de santé normale.

La prévision de certaines complications peut exiger que les couches aient lieu dans un service de maternité; cette hospitalisation sera prescrite, s'il y a lieu, par le certificat médical.

9

Hygiène de la future mère

Même si elle n'éprouve aucun trouble de santé et si rien d'anormal n'a été constaté dans son état, la future mère doit, avant l'accouchement :

1° Suspendre ses travaux habituels;

2° S'abstenir de toute fatigue, *quelle qu'elle soit* (gros travaux du ménage, etc.); cette recommandation sera mise sous les yeux du mari, qui aura le devoir de la méditer.

10

Préparation de la chambre

La chambre où les couches doivent avoir lieu doit

être, le moment venu, d'une propreté absolue; elle aura été largement aérée.

Jamais de balayage à sec. Enlever la poussière avec un linge humide.

Enlever les rideaux du lit, les tapis, les vêtements pendus à l'air libre, etc., tout ce qui peut être réceptacle de poussière.

Veiller à ce que la cheminée soit libérée de tout dépôt de détritus.

La meilleure aération consiste en flambées dans la cheminée; elles assurent un fort tirage d'air et la combustion des miasmes.

11

Accessoires et précautions diverses

Préparer tout ce qui est indispensable pour la mère au moment de l'accouchement et pour l'enfant au moment de la naissance : linges, récipients pour eau bouillie, ouate hydrophile et autres objets ou substances médicamenteuses indiquées par le médecin (ou la sage-femme).

S'occuper des conditions dans lesquelles les enfants pourront être, le moment venu, confiés à des parents, à des voisins (à défaut à des œuvres privées, ou même, si cela est nécessaire et à titre de dépôt provisoire, à l'assistance publique).

Un lit à part sera dressé pour le mari.

TROISIÈME PARTIE

APRÈS L'ACCOUCHEMENT

12

Hygiène de la mère

Cette hygiène repose essentiellement sur la propreté et le repos.

1° *Propreté*. — Pour prévenir toute infection (notamment cette fièvre puerpérale si commune autrefois et si grave), une propreté méticuleuse est nécessaire : propreté de la femme, des mains et des vêtements des personnes qui la soignent, propreté de tout ce qui la touche (draps et serviettes, eau, réceptacles), propreté de la chambre entière (sol, plafond, murs, meubles...).

Aérer par des flambées dans la cheminée. Balayage humide du sol et du mobilier : toute poussière est dangereuse. Ne jamais laisser séjourner dans la chambre des résidus de toilette, pansements ou garde-robes. Brûler les pansements qui ont servi.

Suivre très exactement les prescriptions du médecin (ou de la sage-femme) et notamment pour tout ce qui concerne les toilettes et pansements.

2° *Repos*. — La mère doit rester au lit pendant au moins dix jours après son accouchement; sinon l'organisme, profondément troublé, ne peut reprendre son équilibre normal, et il est exposé à de graves dangers (hémorragies secondaires, embolies, déplacement des viscères, etc.). Si elle est encore faible au dixième jour et continue à perdre, le repos au lit doit être prolongé. (Pendant le séjour au lit, s'asseoir le moins possible.)

Du dixième au vingt-huitième jour, rester encore étendue le plus possible dans la journée. Interdiction absolue de la machine à coudre, du lessivage, du repassage ; pas de station debout immobile ; ne se livrer à aucune occupation sans être assise. Toute fatigue, quelle qu'elle soit (voir n° 9 ci-dessus), doit être évitée.

Dès que la sortie est possible, marcher sans porter de fardeau; réduire au minimum la descente et la montée des escaliers.

3° *Alimentation.* — Pas d'aliments fermentés ni épicés. Pas de sauces indigestes. Pas de boissons alcooliques fortes, sauf prescription médicale. Veiller aux fonctions régulières de l'intestin.

13

Hygiène de l'enfant

L'enfant doit être protégé contre ces trois dangers : 1° le refroidissement; 2° l'infection; 3° l'intoxication alimentaire.

· 1° *Le froid, le berceau.* — Maillots bien chauds mais pas trop serrés : tout vêtement a pour but de défendre l'enfant contre le froid en lui laissant, autant que possible, la liberté de ses mouvements.

Bains et lavages à l'eau tiède (de 35 à 37 degrés). La température de la chambre doit être maintenue entre 15 et 20 degrés.

L'enfant sera couché seul dans un berceau ou petit lit. Jamais il ne doit coucher dans le lit de la mère; nombre d'enfants meurent étouffés par la mère endormie. Il ne doit pas être couché sur le dos, mais bien alternativement sur chaque côté (sinon il risque d'être étouffé par les mucosités ou le lait qu'il rejette).

1·

Pas de rideaux au berceau; seulement un voile de gaze pour éviter le contact des abominables mouches qui transportent tant de germes dangereux. Laisser un enfant sans défense contre les mouches est un véritable crime !

Dans le berceau, une boule chaude entourée d'un manchon de laine : attention aux brûlures !

Le berceau doit être placé de telle façon qu'il soit un abri pour l'enfant contre tout danger extérieur.

2° *L'infection.* — Elle a pour portes d'entrée : la peau, l'ombilic, les yeux, les oreilles, le nez et la bouche.

La peau s'infecte par les germes du dehors : miasmes de l'air, contact des mouches, bains, linges ou mouchoirs sales, mains malpropres des personnes qui le soignent ou le touchent (il faut toujours se laver les mains au savon avant de faire la toilette de l'enfant). L'enfant doit être lavé tous les jours, et seulement avec de l'eau bouillie tiède. Ne donner de bains qu'après la chute du cordon et la cicatrisation de l'ombilic.

L'ombilic s'infecte fréquemment; il doit être soigné très attentivement d'après les prescriptions du médecin ou de la sage-femme (la précaution première consiste dans la propreté absolue des pansements).

Les yeux de l'enfant sont très sensibles : rien de suspect ne doit venir à leur contact. — Si l'accouchement a eu lieu avant l'arrivée du médecin ou de la sage-femme, faire tomber dans les yeux de l'enfant, quelques minutes après sa naissance, plusieurs gouttes de citron. Au début de chaque toilette, laver ses yeux avec de petits tampons d'ouate hydrophile : ne jamais se servir du même tampon pour les deux yeux. Négliger ces précautions, c'est exposer le nouveau-né à la terrible ophtalmie purulente. Que les mères, d'ailleurs, méditent cet avis :

« Si votre nourrisson a les paupières rouges, ou enflées, ou collées;

» Si elles laissent suinter du liquide ou du pus;

» Sachez qu'il ne s'agit pas d'un *courant d'air*, mais d'une maladie qui, négligée, deviendrait grave et pourrait le rendre aveugle.

» Faites-le immédiatement, *le jour même*, examiner et soigner par un médecin. »

3° *Intoxication alimentaire.* — Elle sera évitée si, écartant de l'enfant toute « sucette », veillant à ce qu'il ne porte à sa bouche aucun objet souillé et à ce qu'il ne prenne *aucun autre aliment que du lait*, la mère observe soigneusement les prescriptions indiquées ci-dessous relatives à l'alimentation du nouveau-né.

14

Devoirs de la maternité

Toute mère a le devoir d'allaiter et d'élever son enfant. L'enfant a droit au lait de sa mère. Pour que la mère n'accomplisse pas ce devoir et prive l'enfant de ce droit, il faut qu'un cas de force majeure l'y contraigne.

La première maternité du sein, quelquefois pénible au début et pendant un certain temps difficile, exige autant de patience que de volonté.

Laver les mamelons à l'eau bouillie avant et après chaque tétée; les faire soigner s'ils ont des crevasses.

La régularité des fonctions digestives et de la croissance de l'enfant doit être l'objet d'une surveillance très attentive. L'augmentation excessive ou insuffisante de son poids résulte ordinairement d'un allaitement excessif ou insuffisant. (Voir *La balance*, n° 18.)

15

Allaitement maternel

Pendant le jour, espacer les tétées de deux heures, très régulièrement. Pendant la nuit, le repos étant aussi nécessaire à la mère qu'à l'enfant, ne donner le sein qu'une fois. (Les tétées doivent être de 8 ou 7 par 24 heures, de 9 ou 8 si l'enfant est né avant terme.)

Entre les tétées fixées, l'enfant ne doit rien recevoir, même s'il crie. Ces cris sont assurément fort désagréables à entendre, surtout la nuit, mais, au bout de quelques jours, il aura compris qu'ils sont inutiles; il prendra alors de bonnes habitudes; il sera « réglé ». Il en sera beaucoup mieux portant, et son entourage sera désormais tranquille. Ce double résultat, si appréciable, peut bien s'acheter au prix d'un petit effort de patience.

Avec le temps, augmenter l'intervalle des tétées et en diminuer donc le nombre : au deuxième mois, l'enfant tétera toutes les deux heures et demie pendant le jour; à partir de 3 ou 4 mois, toutes les trois heures jusqu'au sevrage.

En même temps que les tétées s'espacent, elles deviennent plus copieuses ; d'un mois à l'autre elles augmentent d'une dizaine de grammes ; si l'enfant prend 80 grammes à la fin du premier mois, il en prend 100 dans le second mois, 110 dans le troisième, etc. Les plus fortes tétées ne doivent pas excéder 160 grammes; à 7 mois, l'enfant fait six repas et boit un litre de lait par vingt-quatre heures.

Toute femme qui ne veut pas faire de mal à son enfant doit s'abstenir de liqueurs alcooliques; elle doit même éviter de prendre en quantité trop considérable toute boisson contenant de l'alcool : vin, bière, cidre, etc. (jamais plus d'une bouteille de vin par jour, *ou* de deux bouteilles de bière ou de cidre; dans l'intervalle des repas, les tisanes sont les meilleures boissons ; — café ou thé ne peuvent être pris qu'en petite quantité et au plus deux fois par jour).

Certains aliments pris par la mère peuvent rendre le lait indigeste pour l'enfant (épices, charcuterie, ail, oignons, choux, etc.).

La mère continuera à allaiter son enfant le plus longtemps qu'il lui sera possible; le *sevrage* sera toujours progressif; veiller à ne point cesser l'allaitement de façon définitive pendant les mois de juin, juillet, août, septembre et octobre, ni pendant qu'évolue une éruption dentaire, ni lorsque l'enfant présente quelque indisposition passagère.

16

Allaitement mixte

Dans le cas où la mère n'a qu'une quantité manifestement insuffisante de lait, soit d'une façon temporaire, soit d'une façon définitive, au début et au cours de l'allaitement, elle doit suppléer au lait qui lui manque en complétant les tétées par une quantité suffisante de lait animal. C'est ce qui constitue l'allaitement mixte.

Un bon allaitement mixte exige l'observation des règles énoncées ci-dessus concernant l'allaitement maternel et de celles indiquées ci-dessous concernant l'allaitement artificiel.

17

Allaitement artificiel (c'est-à-dire assuré par le lait animal)

1° Choix du lait.

Faire ses efforts pour se procurer du lait pur (c'est-à-dire qui ne soit ni écrémé, ni frelaté, ni contaminé, ni altéré) et autant que possible d'une traite ayant eu lieu moins de douze heures auparavant.

2° Destruction des germes dans le lait.

On peut détruire dans le lait les germes accidentels ou malfaisants qui pouraient amener des maladies (gastro-entérite et diarrhée verte, tuberculose, fièvre typhoïde, etc.) par l'ébullition, par la pasteurisation, par le chauffage au bain-marie à 100 degrés, par la stérilisation au-dessus de 100 degrés (ces diverses opérations doivent être effectuées le plus tôt possible après la traite).

Le lait bouilli ou le lait chauffé au bain-marie à 100 degrés doivent être consommés dans les vingt-quatre heures. Le lait stérilisé au-dessus de 100 degrés peut se conserver plus longtemps, mais il est d'autant moins bon qu'il est plus ancien.

Quelque opération qu'il ait d'abord subie, le lait doit être conservé *au frais* et dans un récipient *fermé* (sinon il risquerait d'être contaminé de nouveau par les poussières de l'air).

3° Coupage du lait.

Le médecin (ou la sage-femme) dira si le lait doit être donné avec ou sans sucre, pur ou au contraire coupé d'eau.

Il serait absurde de mettre dans du lait débarrassé de germes malfaisants de l'eau ordinaire; toute eau, même limpide et agréable à boire, doit être considérée comme suspecte pour l'enfant; le coupage du lait ne peut donc être effectué qu'avec de l'eau récemment bouillie.

4° Choix du récipient. Biberon.

Le lait peut être donné au verre, à la timbale ou petit pot; les repas sont ainsi mieux surveillés et

ces récipients peuvent être maintenus propres sans
difficulté.

On peut aussi employer le biberon, mais à la condition formelle qu'il ne soit constitué que par une
petite bouteille surmontée d'une tétine. *Le biberon à
tube est un instrument meurtrier* d'ailleurs interdit
par une loi spéciale.

5° Nettoyage du récipient et de la tétine.

Le récipient, quel qu'il soit, doit être rigoureuse-
ment propre; il ne suffit pas qu'il soit net aux yeux;
il faut qu'il soit, comme la tétine, nettoyé avant
chaque tétée, avec de l'eau bouillante, en un mot
stérilisée : cette précaution, surtout pendant l'été,
est *indispensable.*

Après chaque tétée, la tétine sera enlevée du biberon; on aura soin de ne pas la laisser traîner sur la
poussière des tables ou des armoires, mais bien de
la placer dans un verre ou bol rempli d'eau bouillie
et changée après chaque usage.

6° Température.

Pur ou coupé, été comme hiver, le lait ne doit être
bu que tiède par l'enfant.

Avant de le donner, la mère le goûtera afin de
s'assurer d'une part qu'il est tiède, d'autre part qu'il
n'a ni mauvais goût, ni mauvaise odeur.

7° Nombre de tétées. Sevrage.

Le nombre et l'intervalle des tétées, les conditions
du sevrage, sont réglés comme il a été dit plus haut
(15. *Allaitement maternel*).

18

La balance

Le contrôle essentiel de la bonne hygiène de
l'enfant durant les premiers mois, c'est son poids.

On pèse l'enfant, qu'il soit élevé au sein ou au biberon, pour s'assurer qu'il prend une ration convenable
et qu'il suit une croissance régulière.

A défaut de consultation de nourrissons (voir n° 22)
la mère pèsera elle-même son enfant au moins une
fois par semaine jusqu'au sevrage, plus souvent si
l'allaitement semble insuffisant, et comparera les
résultats obtenus aux indications que lui aura four-
nies le médecin.

19

Surveillance médicale de l'enfant

Le nourrisson est un petit être fragile. Qui lui a
donné le jour lui doit ses soins. L'allaitement artificiel, s'il n'est pas l'objet de grandes précautions, offre
un danger permanent : ces précautions paraissent au
début compliquées et désagréables, mais l'habitude
en est vite prise et, dès lors, elles n'exigent plus que
quelques instants.

Les négliger c'est mettre l'enfant en péril; en 1911,
année où l'été fut si chaud, plus de 53.000 nourrissons
sont morts de diarrhée et entérite : la presque totalité
auraient été sauvés s'ils avaient bu du lait débarrassé
de germes et présenté dans des vases propres.

Dès que les selles de l'enfant, au lieu d'avoir la
couleur « bouton d'or », deviennent verdâtres, la
mère suspendra immédiatement l'allaitement artificiel
et remplacera le lait par de l'eau bouillie légèrement
sucrée, en attendant la venue du médecin.

Lorsque d'ailleurs, et de quelque façon que ce soit,
la santé de l'enfant paraît troublée, il doit être soumis
aussitôt que possible à *l'examen du médecin*, car il
peut être atteint d'une affection grave qui ne se révèle
au début que par des symptômes légers.

QUATRIÈME PARTIE

INSTRUCTIONS DIVERSES

20

Vaccination

Ne pas oublier que la loi française rend *obligatoire* la vaccination antivariolique au cours de la première année de la vie, ainsi que la revaccination au cours de la onzième et de la vingt et unième année, et que les parents sont tenus, sous peine d'amende, de l'exécution de cette mesure; vaccinations et revaccinations sont gratuites. ·

Il est bon que tout nouveau-né soit vacciné avant sa première sortie, sauf avis médical contraire ; en cas d'épidémie de variole, la prudence exige qu'il le soit le jour de sa naissance.

21

Désinfection

Pour certaines maladies frappant adultes ou enfants, comme la fièvre typhoïde, la diphtérie, etc., la déclaration est obligatoire; elle est suivie de la désinfection.

Pour d'autres, comme la tuberculose, dont la déclaration n'est pas obligatoire, le service public est tenu de procéder à la désinfection, sur la demande de la famille.

La désinfection est gratuite pour les indigents : elle n'entraîne pour les autres qu'une dépense minime.

2 2

Consultations de nourrissons

S'il existe dans la localité une consultation de nourrissons, toute mère, soucieuse de la santé de son enfant, doit s'y présenter régulièrement; là son enfant sera surveillé, pesé et, bien entendu, gratuitement; là elle trouvera une direction précieuse, conseils et souvent appui; là on discernera immédiatement le moment où l'état de l'enfant appelle les soins du médecin.

2 3

Mise en nourrice

Si la mère se trouve dans la nécessité de placer son enfant en nourrice, moyennant salaire, elle est tenue, par la loi, d'en faire la déclaration à la mairie de sa propre résidence; cette déclaration aura pour effet de mettre l'enfant sous la surveillance gratuite de l'autorité publique.

24

Les croûtes de lait

Dans quelques régions de France, de plus en plus rares, on craint d'enlever la croûte épaisse de séborrhée qui recouvre la tête de certains nourrissons et que l'on appelle selon les pays : croûtes de lait, gale de lait, chapeau, néron; elle n'a aucune des qualités qu'on lui attribue, mais présente l'inconvénient de sentir mauvais, d'irriter la peau et de s'opposer à la pousse normale des cheveux. Pour

l'éviter, il suffit de laver au savon tous les jours la
tête comme le reste du corps de l'enfant.

25

La dentition

Bien des personnes attribuent volontiers au travail
de la dentition la plupart des troubles de santé que
présentent les nourrissons : vomissements, diarrhées,
coliques, éruptions diverses, fièvre, toux, convulsions
même; s'en tenir à cette explication simpliste, c'est
exposer les pauvres petits aux plus graves complications. L'évolution des dents fatigue en effet les
enfants et, diminuant momentanément leur résis-
tance, les rend plus aptes à contracter des maladies.
Mais c'est *le médecin seul* qui peut déterminer la part
de l'évolution dentaire et celle de la véritable maladie
qui peut s'y ajouter.

26

Les vers

Il faut de même se garder d'attribuer, sans avis
médical, ces troubles aux vers intestinaux et de
donner, *sans conseil du médecin*, des vermifuges,
dont l'emploi serait le plus souvent injustifié et
pourrait être très dangereux.

27

Tuberculose

La contagion de la tuberculose est infiniment plus
dangereuse pour les jeunes enfants que pour les

adultes : donc faire examiner au point de vue de la
tuberculose toutes les personnes qui vivront avec
l'enfant et qui paraissent malades, surtout celles qui
crachent et toussent (bien souvent les vieillards con-
taminent les petits); si dans la localité se trouve un
Dispensaire antituberculeux, ne pas manquer de s'y
adresser : on y recevra tous conseils utiles.

Cet examen médical est indispensable pour la femme
enceinte, car elle aura besoin, si elle est tuberculeuse,
de soins spéciaux pendant sa grossesse; il faut aussi
qu'elle sache, avant l'accouchement, si elle est conta-
gieuse et si elle doit, oui ou non, allaiter son enfant.

Quand, au foyer familial, se trouve un tuberculeux
« contagionnant », les précautions suivantes s'im-
posent dans l'intérêt de l'enfant et dans celui de
toutes les autres personnes de la famille, y compris
le malade :

1° Ne pas permettre que le tuberculeux crache
ailleurs que dans un crachoir spécial facile à nettoyer
ou à brûler; les crachats ou parcelles de crachats
tuberculeux sont très dangereux;

2° Ne pas permettre que le tuberculeux embrasse
l'enfant, tousse dans son voisinage et couche près du
berceau : faire tout ce qui est possible pour qu'il
couche dans une autre chambre;

3° Ne pas soulever de poussière dans le logement;
supprimer le balayage à sec : nettoyer le plancher
avec un linge humide, ou, à la rigueur, en balayant
prudemment après copieux arrosage; ne pas épousse-
ter avec un linge sec ou un plumeau : brosser les
habits en dehors du logement;

4° Conserver dans un sac fermé, en attendant la
lessive, le linge du malade, en particulier ses mouchoirs (dont il devra changer tous les jours).

28

Alcoolisme

L'alcool coûte très cher à un ménage — non seulement par l'argent dont on le paye et qui aurait dû être consacré à améliorer la nourriture, à s'assurer un logement plus spacieux, à embellir le foyer — mais par tous les maux physiques qu'il entraîne tôt ou tard : il mine les organismes les plus robustes, prépare le terrain pour la tuberculose; il chasse de la maison la santé, la joie, la dignité; il détruit la paix domestique; il dégrade le citoyen; il atteint l'homme dans sa personne et dans sa descendance, car tout alcoolisme des parents détermine quelque tare chez les enfants.

C'est une funeste erreur de croire que l'alcoolisme n'est dangereux que lorsqu'il provoque l'ivresse; il exerce ses ravages chez beaucoup de personnes qui se croient sobres, n'étant jamais ivres, et qui, sans défiance, absorbent journellement de petites quantités d'alcool.

L'alcoolisme est le plus redoutable ennemi de la famille, de la nation et de la race.

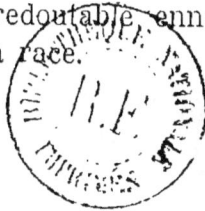

———— x ————

BESANÇON. — IMP. MILLOT FRÈRES.

197

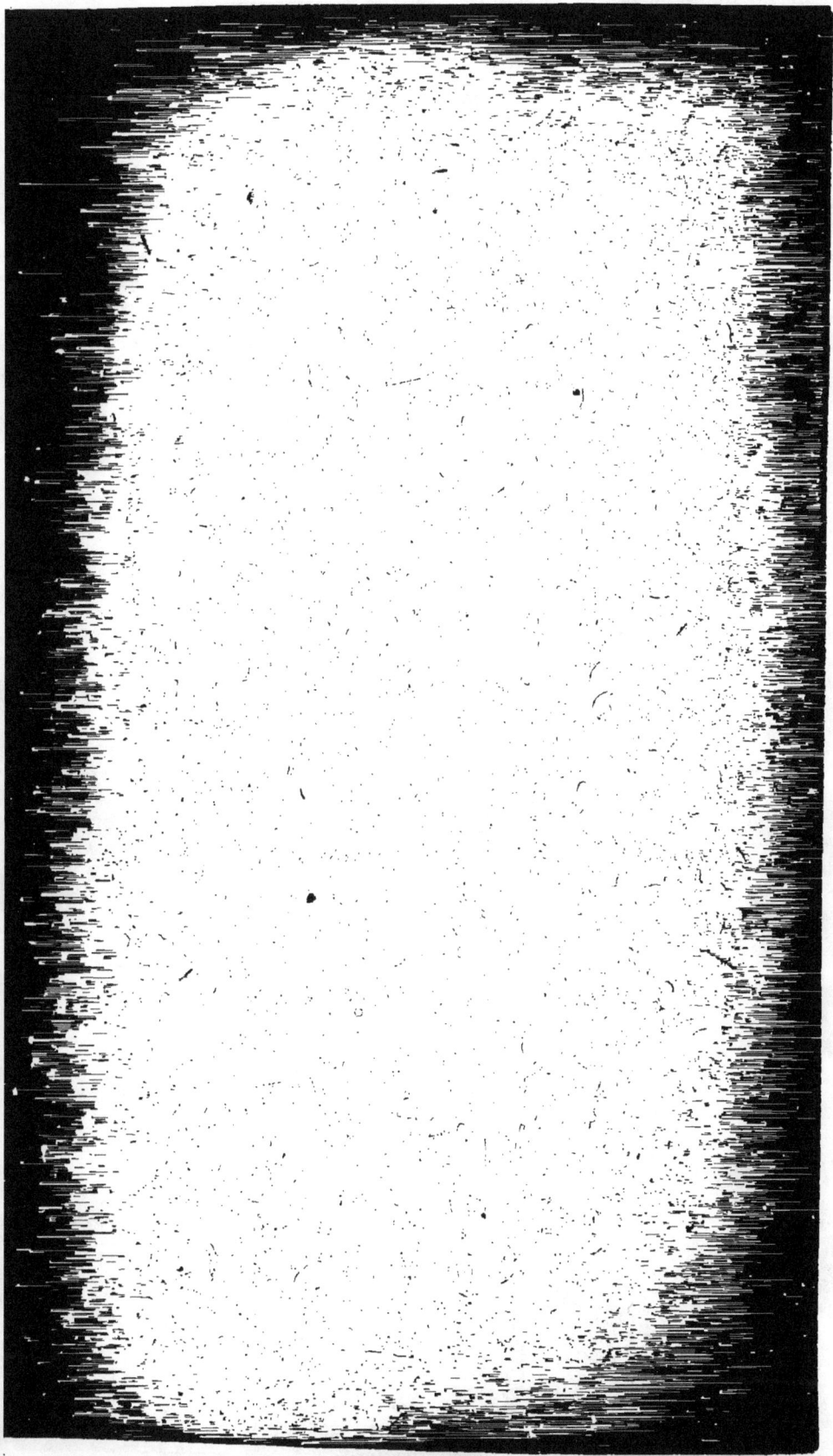

BIBLIOTHEQUE NATIONALE DE FRANCE

3 7531 03987890 6

www.ingramcontent.com/pod-product-compliance
Lightning Source LLC
Chambersburg PA
CBHW060525210326
41520CB00015B/4305